Die Verhältnisse des Arztes.

Zur Beherzigung für ausübende, besonders angehende, Aerzte

von

D. C. W. Hufeland.

Berlin, 1808.
in Commission bei L. W. Wittich.

Meinen

lieben Universitäts-Freunden

Herrn

Professor D. Groschke

zu Mitau

und

Herrn

Doktor de Neufville

zu Frankfurt am Mayn.

zum

Denkmal

treuer, unveränderlicher, Freundschaft

und der Gesinnungen, die sie knüpften,

gewidmet.

Der Trieb dem Leidenden zu helfen, war die erste Quelle der Heilkunst, und noch jetzt muß er es bleiben, wenn die Kunst rein und edel, und für den Künstler, so wie für die Menschheit, wahrhaft beglückend seyn soll.

Leben für andere, nicht für sich, das ist das Wesen seines Berufs. Nicht allein Ruhe, Vortheile, Bequemlichkeiten und Annehmlichkeiten des Lebens, sondern Gesundheit und Leben selbst, ja, was mehr als dies alles ist, Ehre und Ruhm, muß er dem höchsten Zwecke, Rettung des Lebens und der Gesundheit anderer, aufopfern.

Die Heilkunst ist demnach eine der erhabensten und göttlichsten, indem ihre Verpflichtungen mit den ersten und heiligsten Gesetzen der Religion und Menschenliebe genau zusammenfließen, und ihre Ausübung durchaus Selbstverläugnung und Erhebung des Gemüths über die gemeinen Rücksichten des Lebens erfordert, und darinne übt. Nur ein reiner moralischer Mensch kann Arzt in wahrem Sinne des Worts seyn, und nur ein solcher Arzt kann sein Glück in seinem Berufe finden. Denn nur er fühlt einen höhern Zweck seines Daseyns in seiner Brust, der ihn über das Leben selbst, und über alle Freuden und Mühseligkeiten desselben, erhebt. — Seinen Geist zu veredeln, seine Persönlichkeit dem Ganzen und einer höhern Welt aufzuopfern, und Gutes um sich her zu verbreiten, so viel er kann, dies ist das Ziel seines Daseyns; und wo kann er dies besser erreichen, als in einem Berufe, der ihm jeden Augenblick dazu Gelegenheit giebt, ja dazu zwingt, und der ohne Aufopferung des

Egoismus und aller Anhänglichkeit an das Scheinbare und Irrdische ganz unmöglich ist? — Seine Berufsgeschäfte werden also immer in der schönsten Harmonie mit seinen innern Ueberzeugungen und Grundsätzen stehen, und gleichsam freiwillig daraus hervorgehen. Was er thun muß, wird er mit Freuden thun, und so wird das höchste Glück des Lebens, Uebereinstimmung des Aeußern mit dem Innern, die Folge seyn. — Wehe dem Arzte, der Ehr- oder Gelderwerb zum Ziel seines Strebens macht! Er wird im ewigen Widerspruche mit sich selbst und seinen Pflichten stehen; er wird seine Hoffnungen ewig getäuscht, und sein Streben nie befriedigt finden, und zuletzt einen Beruf verwünschen, der ihn nicht lohnt — weil er seinen wahren Lohn nicht kennt.

Diese einfache Ansicht umfaßt die ganze Moral und sogenannte Politik des Arztes, ein Wort, welches sehr unpassend ist, denn nirgends findet sichs so sehr als in der Heilkunst bestätigt, daß die beste und einzige Politik die ist, so zu handeln, wie ein ehrlicher und vernünftiger Mann überhaupt handeln muß. Die Regel, die daraus fließt, und die das Grundgesetz für alle Verhältnisse des Arztes bleiben muß, ist folgende: Richte alle deine Handlungen so ein, daß dadurch der höchste Zweck deines Berufs, Erhaltung des Lebens, Wiederherstellung der Gesundheit, und Milderung der Leiden anderer, aufs möglichste erreicht werde. — Diese Regel muß uns immer lebendig vorschweben, sie wird uns immer auf den rechten Punkt führen, und in allen, auch den verwickeltsten, Fällen sicher leiten. — Betrachten und ordnen wir nun die Verhältnisse des Arztes nach diesem Gesichtspunkte. Sie sind dreifach, gegen den Kranken, gegen das Publikum und gegen seine Kollegen.

I.

Verhältniß zu den Kranken.

Der Arzt muß in der Ausübung seiner Kunst bloß den Menschen sehen, und keinen Unterschied unter Armen und Reichen, Großen oder Niedrigen, machen. — Der am meisten leidende, der in der größten Gefahr schwebende, hat den Vorrang vor allen übrigen, er sey übrigens wer er wolle. Ich beklage die Aerzte, die den Werth ihrer Kranken nach ihrem Stande oder Vermögen abmessen. Sie kennen den schönsten Lohn des Arztes noch nicht. Was ist eine Hand voll Gold gegen die Thränen des Danks in den Augen der Armen, der eben dadurch, daß er uns nichts sagen, nichts geben kann, uns sein ganzes Wesen hingiebt, und sich als ewiger Schuldner bekennt; während der Reiche sich durch seine Gaben losgekauft, und oft aller Dankverbindlichkeit entledigt zu haben glaubt, ohne zu ahnden, daß seine Gabe erst durch ein tieferes Gefühl ihren Werth erhält, und ohne dasselbe die geleistete Hülfe nur in die Klasse gewöhnlicher Dienstleistungen und Handwerksarbeiten versetzt. Wie oft ist der Arzt der einzige Freund, der dem Armen in solcher Noth übrig bleibt! Wie ein Engel des Trostes erscheint er ihm, er hebt durch seine Theilnahme seine schwindenden Hoffnungen, und gießt durch seine Kunst ihm neue Kräfte in die Adern.

Sollte vielleicht jemand so unglücklich seyn, in diesen höhern Gefühlen nicht Belohnung genug zu finden, oder wenigstens glauben, die Armenpraxis bringe in den äußern Verhältnissen nicht weiter, so wisse er daß die Stimme des geretteten Armen weit lauter und eindringender spricht, als die des Reichen, der oft durch seine Abfindung mit dem Arzte sich das Recht erkauft zu haben glaubt, undankbar gegen ihn zu seyn, und seine geleisteten Dienste herabzusetzen.

In seinem medizinischen Handeln wende der Arzt die größte Aufmerksamkeit, Genauigkeit und Gewissenhaftigkeit an. Nichts behandele er oberflächlich, sondern alles gründlich und nach seiner besten Einsicht. Nie betrachte er den Kranken als Mittel, sondern immer als Zweck; nie als bloßen Gegenstand eines Naturexperiments, oder der Kunst allein, sondern als Menschen, als höchsten Zweck der Natur selbst. — Zwar ist es selten möglich, daß die Fehler des Arztes an einem Tribunal gerichtet oder bestraft werden können, da alles auf die genaueste Bestimmung des Falls ankommt, die hinterher fast nie auszumitteln ist. Aber desto gewisser, und desto furchtbarer, wartet sein ein inneres Tribunal, das Gewissen, wo ihn keine Ausflucht, keine Bemäntelung, kein mangelnder Kläger schützt, wo ihn nichts frei spricht, als eine reine schuldlose Seele, und die Ueberzeugung, nach seinen besten Kraften und Einsichten alles zur Rettung des Kranken gethan zu haben. Mag er auch in der Folge durch vollkommnere Einsicht und bessere Erfahrung einsehen lernen, daß er mehr und etwas besseres hätte thun können; es wird ihm leid thun, aber keine Gewissensbisse erregen, denn er hatte das Beste gethan, was ihm damals möglich war. Nur hüte er sich, daß nicht Leichtsinn, Bequemlichkeit, Ansehen der Person, oder, was auch dem Bessern geschehen kann, Vorliebe für ein System und Experimentirsucht, ihn verleiten seine Pflichten zu vernachläßigen, oder anders zu handeln, als er hätte handeln sollen; denn da schweigt der innere Richter nicht, und solche Fälle finden über lang oder kurz ihre Strafe in diesen innern und desto peinigendern Vorwürfen.

Aber Geschicklichkeit und Kunst sind nicht allein hinreichend. Auch auf das Benehmen kommt bei dem Arzte unendlich viel an. Dadurch vorzüglich empfiehlt er sich dem Publikum, und verschafft sich Eingang und Zutrauen, denn über das erstere kann dasselbe nie richtig urtheilen, und es ist daher natürlich und billig, daß es seinen Maßstab aus dem letztern nimmt. Durch die Gewalt des Benehmens allein, kann ein Arzt bei sehr mäßigen Talenten ein großes Glück machen, und ohne dasselbe der geschickteste Arzt unbemerkt oder verkannt bleiben. Sein Aeußerliches darf ihm daher nicht gleichgültig, sondern es muß der Würde seines Berufs und den wichtigen Beziehungen desselben entsprechend seyn. — Der Hauptcharakter seines Betragens sey: Zutrauen einflößend, freundlich mit Würde, anständig ohne Affectation, heiter ohne ein Spaßmacher zu seyn, und ernsthaft, wo es darauf ankömmt, dem Gegenstande und seinen Worten Gewicht zu geben, gefällig und nachgiebig in allen außerwesentlichen Dingen, aber unerschütterlich fest in Durchsetzung wichtiger Maßregeln und Aufrechthaltung des gethanen Ausspruchs; theilnehmend und herzlich, mit reinem Sinn und Achtung für Religion und ihre Tröstungen; weder einsilbig noch schwatzhaft, noch weniger ein Neuigkeitsträger, sondern seine ganze Aufmerksamkeit dem Kranken widmend, jeden Umstand bemerkend, alles sorgfältig ausfragend, und selbst die Umgebungen des Kranken gehörig beachtend; weder überspannt noch gemein, weder ein Stutzer noch ein Pedant, sondern in allen das Mittel haltend; vorzüglich nicht leidenschaftlich und aufbrausend, sondern ruhig und besonnen, denn nur ein ruhiger, bedächtlicher Sinn gebiert Zutrauen. — Es ist ein großer und gewöhnlicher Fehler jüngerer Aerzte, besonders neuerer Zeit, daß sie alles nur darauf anlegen, Aufsehen zu erregen, sey es nun durch die neuesten Moden in Kleidungen und in Wissenschaften, oder durch Paradoxien und Singularitäten, oder auch wohl durch Charlatanerieen.

Aber es ist ein großer Unterschied, unter Sensation machen, und Zutrauen erregen; ja das erstere hindert das letztere, und nur durch das letztere wird ein dauerhaftes Glück gegründet. Die Erregung des Aufsehens kann allerdings bewirken, daß der Arzt einige Zeit lang der Gegenstand aller Gespräche wird, auch wohl großen Zulauf erhält, aber bald hört der Reiz der Neuheit auf, und damit hat das Meteor ein Ende; dahingegen das stille, redlich und unermüdet fortwirkende, Verdienst zwar eine Zeit lang unbemerkt bleiben kann, aber, eben weil es sich erst langsam in der Liebe und dem Zutrauen der Bessern festsetzt, für die Zukunft ein desto dauerhafteres und schöneres Glück gründet.

Ein hierzu höchst wichtiger, und leider von unsern jüngern Aerzten sehr vernachlässigter, Punkt ist die Führung eines guten Kranken-Journals. — Wenn das Geräusch des Tages geendigt ist, und die Stille des Abends zum ruhigen Nachdenken einladet, dann widme er seinen Kranken noch einige Stunden ruhiger Betrachtung, schreibe die wichtigsten Punkte der Krankheitsgeschichte, die vorgefallenen Veränderungen, seine Bemerkungen und Ideen über die Entstehung und Behandlung der Krankheit, die angewendeten Mittel, nieder, und überdenke alles nochmals reiflich. — Kein Abend vergehe, wo er nicht seinen Kranken noch diese letzte Pflicht erzeigt, und dadurch gleichsam seinem ganzen Geschäfte den Schlußstein aufgesetzt habe. —

Hier

Hier, in der Stille der Nacht, wird ihm manches ganz anders erscheinen, als am Tage; hier werden ihm Aufschlüsse und Inspirationen kommen, die während der Zerstreuung des Tages unmöglich waren. Nur erst in diesem Zeitpunkte, wo das innere Leben erwacht, kann auch dieser Gegenstand ins innere Leben übergehen, und nun erst wird er wahres Interesse und wahre Beherzigung erhalten. Denn nur das, was unser Innerstes ergreift und erfüllt, was uns immer, selbst unwissentlich, begleitet, ist unser, und nur so von seinem Gegenstande durchdrungen, kann man hoffen, groß und vollkommen darin zu werden, und zu neuen Entdeckungen zu gelangen. — Man fragte einst den großen Newton: Wie er denn auf seine außerordentlichen Entdeckungen gekommen sey? „Ich dachte immer daran" war seine einfache, aber gewiß alles erschöpfende, Antwort.

Nicht die mechanische Geschäftigkeit, und sey sie noch so sorgfältig, sondern das Aufnehmen des Gegenstandes ins innerste Gemüth, macht den Künstler. Jede Kur muß ja, wenn sie gut seyn soll, nicht nachgeahmt, sondern neu erfunden werden.

Ich kann daher nicht läugnen, daß ich jene tägliche Gewohnheit nicht allein für ein Hauptmittel, sondern für eine unerläßliche Bedingung halte, um nicht bloß in seiner Praxis, sondern in der Kunst überhaupt groß und vollkommen zu werden, und kann dies durch die Beispiele unserer größten Aerzte, eines Boerhave, Fr. Hofmann, Stoll, Lentin rc., die alle diese Gewohnheit beobachteten, und ihren Nutzen rühmen, bestätigen. — Ueberdies hat man davon den großen Vortheil, eine Sammlung vollständiger und selbst durchdachter Krankheitsgeschichten, und also einen Schatz von eigener Erfahrung zu erhalten, der noch in der Folge viel Belehrung gewährt, und uns durch die Vergleichung der successiven Veränderungen unserer Ansichten und Methoden über uns selbst aufklärt, — nicht zu rechnen den großen Nutzen, der für die Kranken dadurch entsteht, wenn man noch nach vielen Jahren eine genaue Uebersicht ihres Gesundheitszustandes und der aufeinander folgenden Krankheiten haben, und die Mittel, die ihnen in dem und jenem Falle besonders gut thaten, auffinden kann, worauf ausnehmend viel ankommt.

Eben so ist es mit den Krankenbesuchen. — Wenn wird man doch davon zurück kommen, das bloße Dagewesenseyn für einen Besuch zu halten, und die Sorgfalt des Arztes nach der Menge solcher Besuche zu berechnen? — Ach, der Kopf kann nicht so schnell laufen, wie die Füße, wie Zimmermann sehr richtig sagt, und ein solches bloß körperliches Daseyn und

Sehen des Kranken, geschehe es auch noch so oft, wird die Kur nicht weiter bringen, und heißt eigentlich nichts weiter, als der Krankheit, nach dem Grade ihres Ranges, die gebührenden Honneurs machen. — Der wahre Krankenbesuch sey ruhig, mit voller Sammlung des Geistes, von nicht zu kurzer Dauer, der Arzt sey ganz da, wo er ist, und seine ganze Aufmerksamkeit bloß auf den Kranken und dessen Studium gerichtet. Solche Besuche allein entsprechen ihrem Zweck, und erreichen einen zweifachen Vortheil für den Arzt. Einmal, daß er den Kranken von dem Interesse, was er an ihm nimmt, überzeugt, und dessen Zutrauen gewinnt, und befestigt, zweitens daß dadurch erst diejenige Annäherung zwischen beiden möglich wird, welche die innigste Vertraulichkeit von der einen Seite und ein tieferes Eindringen von der andern hervorbringt, genug, um mich eines bei den Magnetiseurs gebräuchlichen Ausdrucks zu bedienen, den Kranken mit den Arzt in vollkommenen Rapport setzt. — Gewiß ein ganz eigenthümlicher Zustand der Seele, der allein erst das wahre Individualisiren des Kranken und den tiefern Blick in seinen innern Zustand möglich macht, der uns die Ansprüche der leidenden Natur an die Kunst richtiger fühlen und denken lehrt, und während dessen Gedanken in uns kommen, welche unmittelbar aus dem Kranken hervorgehen und uns auf eine eigenthümliche Weise ansprechen. — Ein solcher Besuch ist mehr werth, als eine Menge gewöhnlicher Eilbesuche; ja, bei langwierigen Krankheiten kann wirklich der Fall eintreten, daß das zu häufige Sehen des Kranken, eben weil er uns dadurch zu gewöhnlich wird, das frische und scharfe Sehen hindert, und wir am Ende den Wald nicht mehr vor Bäumen erkennen; und ich habe da oft gefunden, daß ein Paar Tage Unterbrechung der gewöhnlichen

Besuche das beste Mittel war, eine neue Ansicht der Sache zu erhalten, und Dinge zu bemerken, die uns vorher in dem mechanischen Begleiten entgangen waren. — Es muß jedoch hierbei wegen mancher jüngerer Aerzte, die zuweilen aus zu großer Delicatesse ihre Besuche zu sehr einschränken, erinnert werden, daß man auch darin zu weit gehen kann, und daß in der Regel das öftere Sehen des Kranken immer das erste Requisit bleibt, zur vollkommnen Erkenntniß der Krankheit und zur Erhaltung des Zutrauens des Kranken zu gelangen. — Nur vermeide man die ohne Noth zu sehr gehäuften Besuche, welche dem Kranken unnöthige Angst erzeugen, und selbst den Arzt in den Verdacht eigennütziger Absichten setzen können.

Nicht bloß heilen, sondern auch bei unheilbaren Krankheiten das Leben erhalten und Leiden erleichtern, ist die Pflicht und ein großes Verdienst des Arztes. Wie sehr fehlen daher diejenigen, welche bei mangelnder Aussicht zur Heilung verdrüßlich oder unthätig werden, und ihre Kranken vernachläßigen oder verlassen! Es ist wahr, das Interesse des Künstlers kann sich dabei verlieren, aber das weit höhere des Menschen muß bleiben, ja noch steigen. Gewiß der Hoffnungslose, der ohne Aussicht auf Rettung an peinlichen Schmerzen und Drangsalen leidende, hat noch größern Anspruch auf unser Mitleid, als der, dem die Aussicht auf Rettung alle Leiden ertragen hilft; und in solchen Fällen das Leben erträglich machen, die schwache Hoffnung, die selbst der Elendeste so gern ergreift, nähren, und, wenn nicht Helfer, doch Tröster seyn, ist ein schönes, dem fühlenden Herzen wohlthuendes, Geschäft. Ueberdies sind wir ja viel zu kurzsichtig, um immer mit Gewißheit entscheiden zu können, daß keine Hülfe mehr möglich sey. Es können noch im Verlaufe der

Krankheit günstige innere Revolutionen oder äußere Einflüsse eintreten, die der Sache eine andere Wendung geben, oder der Kunst Gelegenheit verschaffen, noch mit Succeß einzugreifen. — Ja ich halte es für die Praxis für eine der wichtigsten Regeln: Nie die Hoffnung, nie den Muth zu verlieren. Hoffnung erzeugt Ideen, erhebt den Geist zu neuen Ansichten und neuen Versuchen, und kann selbst das unmöglich scheinende möglich machen. Wer nicht mehr hofft, denkt auch nicht mehr, Apathie und Geisteslähmung sind unausbleibliche Folgen, und der Kranke muß nothwendig sterben, weil der Helfer schon gestorben ist. — Selbst im Tode soll der Arzt den Kranken nicht verlassen; noch da kann er sein großer Wohlthäter werden, und, wenn nicht retten, doch das Sterben erleichtern.

Das Leben der Menschen zu erhalten und wo möglich zu verlängern, ist das höchste Ziel der Heilkunst, und jeder Arzt hat geschworen, nichts zu thun, wodurch das Leben eines Menschen verkürzt werden könnte. — Dieser Punkt ist von großem Gewichte, und er gehört zu denen, von welchem nicht eine Linie breit abgewichen werden darf, ohne die Gefahr unabsehbaren Unglücks hervorzubringen. Aber wird er auch immer mit gehöriger Gewissenhaftigkeit und Schärfe erwogen? — Wenn ein Kranker von unheilbaren Uebeln gepeinigt wird, wenn er sich selbst den Tod wünscht, wenn Schwangerschaft Krankheit und Lebensgefahr erzeugt, wie leicht kann da, selbst in der Seele des Bessern, der Gedanke aufsteigen: Sollte es nicht erlaubt, ja so gar Pflicht seyn, jenen Elenden etwas früher von seiner Bürde zu befreien, oder das Leben der Frucht dem Wohle der Mutter aufzuopfern? — So viel Scheinbares ein solches Raisonnement vor sich hat, so sehr es selbst durch die Stimme des Herzens unterstützt werden kann, so ist es doch falsch, und eine darauf gegründete Handlungsweise würde im höchsten Grade unrecht und strafbar seyn. Sie hebt geradezu das Wesen des Arztes auf. Er soll und darf nichts anders thun, als Leben erhalten; ob es ein Glück oder Unglück sey, ob es Werth habe oder nicht, dies geht ihn nichts an, und maßt er sich einmal an, diese Rücksicht mit in sein Geschäft aufzunehmen, so sind die Folgen unabsehbar, und der Arzt wird der gefährlichste Mensch im Staate; denn ist einmal die Linie überschritten, glaubt sich der Arzt einmal berechtigt, über die Nothwendigkeit eines Lebens zu entscheiden, so braucht es nur stufenweise Progressionen, um den Unwerth und folglich die Unnöthigkeit eines Menschenlebens auch auf andere Fälle anzuwenden.

Aber nicht bloß durch Handlungen, sondern auch durch Worte und Aeußerungen kann das Leben eines Kranken verkürzt werden, und ohne die mindeste böse Absicht kann der Arzt dazu Veranlassung geben. Darüber sorgfältig zu wachen und alles zu vermeiden, was den Kranken niederschlagen oder muthlos machen könnte, ist seine heilige Pflicht. Er vergesse daher nie, daß nichts, gar nichts von ihm ausgehen dürfe, was nachtheilig oder Leben verkürzend auf den Kranken wirke; jedes Wort, jede Aeußerung, sein ganzes Betragen, muß belebend seyn. Er bedenke wohl, daß der Kranke in ihm den Richter über Tod und Leben erblickt, und daß er ängstlich in dem Blicke seiner Augen, in der heitern oder finstern Miene seines Gesichts, nach seinem Urtheile forscht. Ist es nicht entschieden, daß Furcht, besonders des Todes, Angst und Schrecken, die gefährlichsten Gifte sind, und die Lebenskraft unmittelbar lähmen; Hoffnung und Muth hingegen die größten Belebungsmittel, die oft alle Arzeneien an Kraft übertreffen, ja ohne welche selbst die besten Mittel ihre Kraft verlieren? Der Arzt muß sich also vor allen Dingen angelegen seyn lassen, Hoffnung und Muth beim Kranken zu erhalten, lieber die Sache leicht machen, alle Gefahr verbergen, und, je mehr sie zunimmt, desto mehr Heiterkeit und frohen Muth auf der Stirne tragen; am allerwenigsten aber ihm Ungewißheit oder Unentschlossenheit merken lassen, wenn sie auch da wäre. Für dem Verdachte, die Sache zu leicht genommen, oder verkannt zu haben, kann er sich dadurch schützen, daß er den Angehörigen die wahre Lage schildert, und zwar, im Fall des Leichtsinns und der Nachläßigkeit, lieber bedenklicher, als zu unbedeutend. — Man sieht hieraus, wie höchst tadelnswerth das Betragen derer Aerzte ist, welche kein Bedenken fragen, dem Kranken die Gefahr, ja wohl den Tod anzukündigen, und wie unrecht die Angehörigen handeln, die den Arzt dazu auffordern. Niemand ist befugt, dem Arzte einen solchen Auftrag zu geben, und nie braucht ein Arzt sich ihn geben zu lassen. Den Tod verkündigen, heißt, den Tod geben, und das kann, das darf nie ein Geschäft dessen seyn, der bloß da ist, um Leben zu verbreiten. — Selbst, wenn der Kranke es unter dem Vorwande, noch Geschäfte in Richtigkeit bringen zu müssen und dergleichen, verlangt, die Wahrheit zu wissen, darf man ihm nie das Leben geradezu absprechen. Mir sind zwei Fälle bekannt, wo sich zwei treffliche Aerzte durch dringendes Bitten des Kranken bewegen ließen, ihm die Unheilbarkeit des Uebels zu offenbaren, und die unmittelbare Folge war, daß sich beide Kranke ums Leben brachten.

Aber nicht bloß sein Leben, sondern was

noch mehr ist, Ehre und Ruhm, muß der Arzt daran wagen können, wenn das Leben eines Kranken auf der Spitze steht, und wir stoßen hier auf einen Fall, der unstreitig zu den delicatesten in der ganzen Heilkunde gehört, wo falsches Ehrgefühl so leicht blenden, und nur die Rücksicht auf das höchste und wahre Princip richtig leiten kann. Der Arzt sieht ein, daß der Kranke nur durch ein Mittel gerettet werden kann, aber das Mittel ist zweideutig, und der Versuch gefährlich, und es ist nichts gewisser, als daß im unglücklichen Falle das Publikum ihm alle Schuld beimessen werde. Der falsche Politiker wird diese Rücksicht allen andern vorziehen; er wird denken, es ist besser daß der Kranke stirbt, als daß du ihm getödtet zu haben scheinst, und er wird den Versuch zur Rettung unterlassen. Der rechtschaffene Arzt aber kennt keine andere Rücksicht, als das Wohl seines Kranken; Er sieht ein, daß, wenn er seine Reputation höher anschlüge, als das Leben des Kranken, er als bloßer Egoist und ganz der Natur des Heilgeschäfts entgegen handeln würde; er bedenkt, daß nicht der Erfolg, sondern die Absicht unsere Handlungen bestimmt, und daß nur Pflicht und Gewissen dabei zu Rathe gezogen werden dürfen, ohne sich um den Ausgang zu bekümmern; er nimmt daher keinen Anstand auch dies letzte Mittel zur Rettung seines Kranken anzuwenden, und genießt entweder den Triumph, sein redliches Bestreben durch einen glücklichen Erfolg gekrönt zu sehen, oder den noch größern, seiner Pflicht das theuerste Opfer gebracht zu haben, und, je mehr ihn die Welt verkennt, desto höher in seinem Innern sich über alle Urtheile der Menschen erhoben, und dadurch göttlicher belohnt zu fühlen, als menschliche Ehre und Ruhm je lohnen können. — Ueberhaupt muß es sich der Arzt bei jeder Kur zum

Gesetz machen, zugleich mit dem Kranken auch alle schiefe und ungerechte Urtheile des Publikums mit zu übernehmen. Der Erfolg und die nothwendig darauf allein sich gründenden Beurtheilungen, stehen nicht in unserer Gewalt, und müssen uns daher völlig gleichgültig seyn. Fragt die besten Aerzte, und sie werden euch sagen, daß sie bei ihren unglücklich ausgefallenen Kuren oft weit mehr Kunst und Mühe angewendet, und also mehr inneres Verdienst erworben hatten, als bei den glücklichen. — Das einzige, was bei der Kur in unserer Gewalt steht, ist die Ueberzeugung, redlich unsere Pflicht erfüllt zu haben. Und dies ist genug. Diesen Lohn kann uns niemand rauben, und er setzt uns eben so hoch über jene äußeren Ungerechtigkeiten hinweg, als das innere Leben über das äußere erhaben ist.

Was dem Arzte oft mehr als das physische Uebel die Kur erschwert und sein Geschäft mühevoll

hevoll

hevoll macht, ist die verschiedene Gemüthsart der Menschen. — Vorurtheile aller Art, die verschiedene Stufe ihrer Kultur, Charakter, Temperament, Umgebungen, vereinigen sich, um das Gute zu hindern. Dies ist der Punkt, wo der Arzt Menschenkenner seyn muß. Doch welcher Arzt wird dies nicht werden, wenn er nur einigermaßen Sinn dafür hat! Ich kenne kein Geschäft, was so viel Gelegenheit dazu giebt. — Menschenkenntniß, ein richtiger Tact, und Klugheit können allein ihn hier richtig leiten und trotz allen Hindernissen zum Zwecke führen. Regeln darüber zu geben, würde unmöglich und in der That auch unnütz seyn, denn, wer sie nöthig hat, dem werden sie schwerlich etwas helfen. — Nur eine kurze Uebersicht der Hauptklassen der Kranken nach diesem Gesichtspunkte mag hier ihre Stelle finden: der Aengstliche, der Leichtsinnige, der

Gläubige, der Ungläubige, der Folgsame, der Verschlossene, der Schwätzer, der Eingebildete, der Halbarzt. — Am beschwerlichsten sind die beiden letzten, denn sie sagen nicht, was sie empfinden; sie sind nicht zufrieden, einen guten Rath zu erhalten, sondern sie wollen selbst es einsehen und mitrathen, ja, sie erlauben sich eigenmächtige Abänderungen in dem Gebrauche der Mittel selbst. — Solchen muß man die allgemeine Regel zur besondern Pflicht machen, nicht bloß die Krankheit, sondern auch die Idee der Krankheit, die oft drückender ist als jene, auf den Arzt zu werfen, und sich deren ganz zu entschlagen.

Sehr wichtig, und weit größerer Aufmerksamkeit werth, als man ihm gewöhnlich schenkt, ist der Punkt des Receptschreibens. Es ist das letzte Resultat der ganzen Untersuchung des Arztes und das einzige bleibende Document seiner Einsicht und Kunst, was sogar gerichtliche Autorität hat. — Wie leicht kann hier eine kleine Uebereilung, ein so leicht möglicher Schreibfehler über das Schicksal des Kranken und den Ruf des Arztes entscheiden! — Es sollte daher immer das Geschäft seyn, was mit der größten Conzentration des Geistes und der gesammletsten Aufmerksamkeit vollführt würde, und es sollte jedem Arzte ein unverbrüchliches Gesetz bleiben, jedes Recept, nach dem Schreiben, noch einmal durchzulesen.

Gefährliche Mittel dürfen nie dem Kranken in die Hände gegeben werden, wenigstens nicht in solcher Menge, daß sie dem Leben gefährlich werden können. Es ist schrecklich, Flaschen mit halben und ganzen Unzen Opium in den Krankenstuben stehen zu sehen; und geschieht auf diese Weise ein Unglück, so ist es allemal die Schuld des Arztes.

Kein rechtlicher Arzt kann Arcana verkaufen, ja nicht einmal seinen Kranken erlauben, denn, wie kann er über etwas unrtheilen, was er nicht kennt.

Wo es irgend ohne Nachtheil für den Hauptzweck möglich ist, wähle man das wohlfeilere Mittel statt des theuren, das inländische statt des ausländischen. — Es gehört ja auch zur Erleichterung des Uebels, die der Arzt übernommen hat, die Kosten zu vermindern, wenigstens sie nicht ohne Noth zu vermehren; und zu den Pflichten des guten Staats-Bürgers, dem Staate jede Ausgabe ins Ausland zu ersparen. Es ist in der That grausam, bei Leuten von eingeschränkten Vermögensumständen diese Rücksicht zu versäumen, und, indem man ihnen das Leben schenkt, ihnen die Mittel zum Leben zu nehmen.

Ueberhaupt kann in dieser Hinsicht der Arzt der größte Wohlthäter seiner Kranken werden, wenn er nicht bloß mit Wohlwollen, sondern auch mit Zartheit auf ihre ökonomische Verlegenheit Rücksicht nimmt. Ich meine hier nicht die wirklich Armen, für welche der Staat oder die öffentliche Wohlthätigkeit sorgt, sondern die ungleich beklagenswerthere Klasse derjenigen, welche zwar in gesunden Tagen ihr nothdürftiges Auskommen haben, aber, sobald Krankheit eintritt, Mangel leiden, und wirklich arm sind, ohne es scheinen zu wollen, — die verschämten Armen. — Der Arzt fast allein kennt sie, und er vermag es auch am besten, ihr Elend zu lindern, und zwar, welches die Hauptwohlthat ist, ohne es ihnen selbst merken zu lassen. — Ich will nur auf ein Mittel aufmerksam machen, wodurch man die Kurkosten ausnehmend erleichtern kann, ohne daß es den Anschein unentgeldlicher Medizin erhalte, und den Kranken in die Klasse der Armen versetze. Man mache mit einem, für solches Gutes thun Sinn habenden Apotheker den Accord, bei Rezepten, die man mit einem gewissen Zeichen versieht, keinen Profit zu nehmen, wodurch der Kranke ein Drittheil, ja oft die Hälfte der Kosten, erspart. — So kann man der Noth zu Hülfe kommen, und doch die äußere Ehre, so wie das so heilige innere Ehrgefühl schonen. — Und nur das heißt wahrhaft Wohlthun. — Alles beim Wohlthun kommt auf die Art des Wohlthuns an, und wie glücklich ist der Arzt, daß ihn sein Beruf in den Stand setzt, so wohl zu thun, daß nicht bloß die linke Hand nicht weiß, was die rechte thut, sondern auch der Bedürftige selbst nicht weiß, woher es kömmt, und es, wie eine Gabe des Himmels, mit zu Gott gerichteten Danke, empfängt, wodurch allein erst jede Wohlthat, sowohl von Seiten des Nehmers als des Gebers, ihren wahren Sinn und ihren wahren Zweck erreicht.

II.

Verhältniß zu dem Publikum.

Für niemand ist die öffentliche Meinung so wichtig, als für den Arzt. Er ist im eigentlichen Sinne des Worts der Mann des Volks, und die Stimme des Volks entscheidet über ihn. Es muß also sein angelegentlichstes Geschäft seyn, sich diese zu verschaffen, und er darf die Mittel nicht verachten, die dazu führen. Es ist ein eitler und sehr übel angebrachter Stolz, wenn junge Aerzte darin ihre Größe suchen, sich über die Meinung des Publikums hinwegzusetzen, und sie für nichts zu achten. Der wahre Stolz des Weisen ist, seinen Zweck auf das vollkommenste zu erreichen; wer aber den Zweck will, muß auch die Mittel wollen. Der Hauptzweck des Arztes ist Heilung; je mehr er Gelegenheit bekommen kann sie auszuüben, desto vollkommener erreicht er diesen Zweck, ein Wohlthäter der Menschheit zu werden; Nun ist aber die allgemeine gute Meinung eine Hauptbedingung dazu, und folglich gehört das Bestreben sich diese zu erwerben, sich darin festzusetzen, allerdings auch zu den Verpflichtungen eines vernünftigen Arztes.

Es ist wahr, überwiegende Talente, oder ein auffallendes Glück, können die öffentliche Meinung gleichsam erzwingen, ja einen Arzt, selbst gegen die allgemeine Stimme heben. Aber dies sind seltene Ausnahmen. Der gewöhnliche Fall ist, daß der junge Arzt bei dem Publikum allmählig eine Stimmung erregen muß, die ihm günstig ist, und die demselben den Muth und die Lust giebt, ihm das beste, was es hat, Leben und Gesundheit, anzuvertrauen.

Die Hauptmittel dazu sind, außer der treuen und gewissenhaften Besorgung seiner Kranken, unerschütterliche Rechtschaffenheit, eine ordentliche Lebensart, Mäßigkeit, das oben geschilderte verständige und gesetzte Betragen, Bescheidenheit, Klugheit und Besonnenheit in seinen Aeußerungen und Urtheilen, Vorsicht in der Wahl der Gesellschaften, Aufmerksamkeit, nicht allein auf das Wesentliche, sondern auch auf den Schein. — Der Arzt, besonders der jüngere, vergesse nie, daß er mehr als ein anderer Mensch beobachtet wird. Er gehört dem Ganzen an; jeder hat ein gewisses Interesse dabei, den, dem er einst vielleicht sein Leben anvertrauen könnte, genauer kennen zu lernen, und jeder maßt sich auch das Recht an, ihn zu beurtheilen.

Der Arzt gehört keiner Parthei, sondern dem Ganzen an. Popularität ist sein Element, und Freiheit des Geistes und der politischen Verhältnisse sein edelstes Prärogativ. — Er hüte sich also sorgfaltig, Parthei zu nehmen, oder sich in Verbindungen einzulassen, die ihn dazu nöthigen. Vielmehr kann er sich glücklich schätzen, daß ihm sein Beruf erlaubt, ja sogar verpflichtet, von Partheien und äußern Verhältnissen der Menschen keine Notiz zu nehmen und immer nur rein den Menschen zu sehen.

Sehr empfehlend und Nutzen bringend wird es seyn, wenn er durch Gespräche oder auch Schriften mehr Aufklärung über Erhaltung der Gesundheit und vernünftige Behandlung der Krankheiten zu verbreiten, Vorurtheile zu bekämpfen, und Einrichtungen zur Verbesserung des allgemeinen Gesundheitszustandes zu Stande zu bringen sucht. Es ist gewiß einer der sichersten und rühmlichsten Wege, wodurch ein junger Arzt Nutzen stiften, seinen Namen zur Kenntniß des Publikums bringen, und sich Ruf und Zutrauen erwerben kann. — Nur gehe er mit Vorsicht und Klugheit zu Werke, wenn er eingewurzelte Vorurtheile oder Lieblingsgewohnheiten seines Publikums angreifen will, denn leicht kann er es durch eine stürmische oder beißende Behandlung des Gestandes verderben, und bloß bewirken, daß er sich verhaßt macht, ohne die Sache zu bessern.

Ueberhaupt ist Witz und Hang zur Satyre eine sehr gefährliche Eigenschaft eines jungen Arztes. Bei keinem Menschen ist sie so nachtheilig, und mit dem Wesen seiner Bestimmung so unvereinbar, als bei dem, dem man sich in seiner ganzen Blöße zeigen, und dem man Schwächen und Geheimnisse entdecken soll, die sonst niemand erfährt, und gewiß ist es, daß der größte Theil des Publikums sich lieber einem beschränkten Kopfe, als einem Spötter oder Witzlinge anvertrauet. — Wie mancher hat sich nicht durch einen witzigen Einfall unversöhnliche Feinde zugezogen; die Menschen vergeben leichter eine reelle Beleidigung, als eine Spötterei.

Verschwiegenheit ist eine der ersten und unentbehrlichsten Eigenschaften des Arztes, denn sein Beruf bringt es mit sich, daß er die verborgensten Geheimnisse erfahrt, und die Stelle des Beichtvaters vertritt. Das Glück nicht bloß einzelner Menschen, sondern ganzer Familien, liegt dadurch in seiner Hand, und es würde die höchste Niederträchtigkeit seyn, ein solches Zutrauen zu verrathen, oder gar einen absichtlichen Mißbrauch davon zu machen. Aber nicht bloß die Sache, sondern auch den Schein muß er vermeiden, daher so wenig als möglich von andern Kranken sprechen, die darüber an ihn geschehenden Fragen kurz und unbestimmt beantworten, um allerwenigsten aber sich in Partikularitäten und Erzählungen aus ihrem häuslichen Leben einlassen.

Vor allen Dingen hüte sich der Arzt für dem Rufe eines Spielers, Trinkers, oder Wollüstlings, denn diese Eigenschaften stehen in geradem Widerspruche mit seinem Geschäfte, und rauben unausbleiblich das Zutrauen des Publikums. Die erste nimmt ihm das Interesse an den Kranken, die zweite den Kopf, und die dritte die Reinheit und Sicherheit des Charakters, die in den ärztlichen Verhältnissen ganz unentbehrlich ist.

Es ist daher sehr vortheilhaft, wenn der Arzt verheirathet ist, und ein gutes häusliches Leben führt. Er wird dadurch nicht allein mehr Zutrauen besonders bei dem weiblichen Theile des Publikums erhalten, sondern auch manchem Verdacht, auch wohl mancher Zumuthung, am besten ausweichen.

Jeder Schein von Gewinnsucht muß vermieden werden. Sie erniedrigt den Arzt und die Kunst, schreckt den unbemittelten Kranken zurück, und raubt das, was mehr werth ist, als aller Reichthum — den guten Namen.

III.

Verhältniß zu den Kollegen.

Es ist zweifach, theils allgemein, theils in Beziehung auf den Kranken.

Was das Erste betrifft, so sollte gegenseitige Achtung, und wenn diese auch nicht möglich wäre, wenigstens Duldung das erste Gesetz seyn. Nichts ist schwerer, als andere Menschen zu richten, aber nirgends ist es schwerer als in der Heilkunst. Es ist daher schon unverzeihlich genug, wenn das Publikum sich darüber abzusprechen anmaßt, aber empörend ist es, wenn Aerzte, die die Schwierigkeiten der Kunst und ihrer Beurtheilung kennen, ihre Kollegen mit Härte, Lieblosigkeit oder Geringschätzung beurtheilen, ihre Fehler aufdecken und sich dadurch zu heben suchen, daß sie andere herabsetzen.

Könnte ich doch die Wahrheit jedem meiner Mitbrüder so lebendig in die Seele rufen, als ich davon durchdrungen bin: Wer seinen Kollegen herabsetzt, der setzt die Kunst und sich selbst herab! — Denn einmal, je mehr Fehler das Publikum an den Aerzten kennen lernt, je mehr Aerzte verächtlich oder verdächtig gemacht werden, desto mehr muß es ja das Zutrauen zur Kunst überhaupt verlieren, und durch dieses verminderte Zutrauen aufs Ganze wird jedem Einzelnen, und somit dem Tadler auch, sein Theil entzogen. Gewiß, das Publikum würde weniger anmaßend und tadelsüchtig über die Aerzte herfallen, die Fehler derselben würden nicht das Lieblingsgespräch in Gesellschaften seyn, wenn diese nicht selbst den Ton dazu angäben,

und

und mit schlechtem Beispiele vorgingen. Es setzt den kurzsichtigsten Egoismus und Mangel alles Gemeingeistes voraus, wenn ein Arzt so handeln kann, und sich im Ernste in dem Verhältnisse zu heben glaubt, als er andere erniedrigt. — Ferner widerstreitet ein solches Verfahren den ersten Grundsätzen der Moral und Religion, die uns gebieten, die Fehler anderer nicht aufzudecken, sondern zu übersehen und zu entschuldigen, und so wird also ein solcher Arzt bei jedem Wohldenkenden mehr verlieren, als der, den er herunter zu setzen suchte; denn jener verliert nur als Künstler, er aber als Mensch, und eine schlechte Handlung ist mehr, als eine schlechte Kur. — Endlich sollten sie doch daran denken: mit welchem Maaße ihr meßt, wird euch wieder gemessen. Wer andere hart und hochfahrend behandelt, der kann sich darauf verlassen, daß es ihm eben so ergehen werde, und das von Rechtswegen. — Bescheidenheit im Betragen und im Urtheilen ziert jeden, einen jungen Arzt am meisten, wird ihm Freunde bei seinen Kollegen, und Gelegenheit zu Belehrung verschaffen, und ihn folglich sowohl in seinen äußern Verhältnissen als in seiner innern Vervollkommnung weiter bringen.

Noch ist die Heilkunst bei weitem nicht zu dem Grade von Vollkommenheit und Bestimmtheit gelangt, um über alle Heilmethoden absprechend urtheilen zu können; noch besitzen wir keinen Codex, der gesetzmäßig und allgemein gültig wäre; noch steht es jedem frei, sich seine eigenen Ansichten des Organismus und seiner Behandlung zu bilden, wenn sie nur der Vernunft und der Erfahrung nicht widerstreiten. Niemand wird läugnen, daß man in dem Heilungsgeschäfte auf verschiedenen Wegen seinen Zweck erreichen kann, und daß die scheinbaren Widersprüche in der Behandlung sich durch die mannigfaltigen Gegenwirkungen des Organismus in Einheit auflösen können. Wahrlich die organische Natur ist nicht so eng beschränkt wie unsere Systeme, sonst würde nicht eins nach dem andern haben geltend gemacht, und mit Glück angewendet werden können. — Am Ende bleibt doch Erfarung, und die daraus richtig abgeleiteten Resultate, das einzige Wahre und Beständige in der Medicin, und je länger und verständiger ein Arzt das Verhalten des lebenden Körpers gegen die Einwirkung der Außenwelt und besonders der Heilmittel beobachtet hat, jemehr er die Kräfte der letztern hat würdigen, und mit Gewandtheit benutzen lernen, desto vollkommener ist er als Heilkünstler. — Mag also jeder sein System, seine eigene Ansicht der Dinge haben, mag besonders der jüngere Arzt sich glücklich fühlen in den Besitz der neuesten und vollendetsten Ansicht gekommen zu seyn, und alles Schulgerecht deduciren zu können; nur glaube keiner, daß er allein in dem Besitze der Wahrheit sey; er habe Achtung für der Meinung anderer, und besonders älterer durch Erfarung gereifter Aerzte, und er denke recht oft daran, daß, wer alles zu wissen glaubt, nur auf der ersten Stufe der Kunst steht, und daß der Anfang des Zweifelns, und die Erkenntniß dessen, was man nicht weiß, das sichere Kennzeichen und zugleich das einzige Mittel des Fortschreitens ist.

Der junge Arzt schätze in dem ältern die Reife der Erfarung, den geübten tiefen Blick, den Umfang und die Gründlichkeit der Kenntnisse, die Unterscheidung dessen, was zur Kunst wesentlich und zweckdienlich ist, von dem Unwesentlichen und Leeren, den praktischen Takt, die Kunst, (die eigentlich den großen Praktiker macht, und die nie erlernt, sondern nur erübt werden kann) das Allgemeine in die specifische Form des Subjects überzutragen und sowohl den Fall als die Behandlung aufs feinste zu individualisiren, die Kenntniß und Würdigung der Heilmittel mit ihren feinern und specifischen Eigenheiten, und endlich die Kunstfertigkeit in allem den rechten Ort, Zeit und Maaß zu treffen. Er suche durch Bescheidenheit, Wißbegierde und Empfänglichkeit sein Zutrauen und seine Freundschaft zu erwerben, befrage ihn in schwierigen Fällen um Rath, benutze seinen Umgang, und er wird nicht bloß für seine Ausbildung viel gewinnen, sondern sich auch eine Stütze an ihm verschaffen, die einem jungen Arzte so noth thut. — Der ältere Arzt aber ehre in dem jüngern den frischen reinen Blick, die neue Ansicht der Natur und Kunst, die rege Kraft, die Wißbegierde, das Streben nach Wahrheit, den Fleiß und die Anstrengung, das Verdienst des redlichen Wollens, die wissenschaftliche systematische Bildung; er bedenke, daß er auch diesen Weg hat gehen müssen, und wie schwer es dem Anfänger wurde; er nehme sich seiner wohlwollend und väterlich an, theile gerne aus dem Schatze seiner Erfahrung mit, mache ihn in vertraulichen Stunden und mit dem Tone der Herzlichkeit auf seine Fehler aufmerksam, und entschuldige und bedecke sie vor dem Publikum; besonders in Fällen von gemeinschaftlicher Behandlung und Konsultation sey er vorsichtig und human, denn da kann der Ausspruch des alten Meisters oft über das ganze Glück des jungen Mannes entscheiden.

Ueberdies ist es ja eine ausgemachte Wahrheit, daß in der Medicin der kleinste Umstand die Lage der Sachen und ihre Bedeutung ändert, und es schlechterdings unmöglich ist, über das Heilverfahren eines andern zu urtheilen, wenn man nicht selbst dabei gegenwärtig war, und sich von allen Umständen genau unterrichtete.

Es bleibt also dabei, daß es immer entweder Mangel an Verstand, oder an Kenntniß, oder an gutem Herzen, oder wohl gar ein böses Gewissen anzeigt, wenn ein Arzt nachtheilig über seine Kollegen urtheilt, und es ziemt den rechtlichen Arzt, auch dann, wenn er dazu aufgefordert wird, entweder sich damit zu entschuldigen, daß man in der Medicin ohne die genaueste Kenntniß des Falls, gar nicht urtheilen könne; oder, wenn dies nicht möglich ist, alles zum Besten seines Mitbruders zu erklären, welches nicht schwer ist. So wird er jederzeit sich und die Kunst ehren.

Was den zweiten Punkt, das Verhältniß der Kollegen zu den Kranken betrifft, so kommt hier zuerst die gemeinschaftliche Consultation in Betracht.

Im ganzen genommen ist der Nutzen derselben, besonders wenn sie zahlreich sind, sehr problematisch. Sind die Meinungen gleich, so hat die Vereinigung mehrerer keinen Nutzen; sind sie reell verschieden, so entsteht gar zu leicht Verwirrung und Halbheit in der Behandlung; nur gar zu leicht mischen sich Leidenschaften und Persönlichkeiten ein, und, was das Schlimmste ist, das Interesse an dem Kranken und an der Kur wird leicht, auch bei dem bessern Arzte, durch die Einmischung mehrerer getheilt und vermindert. Doch kann es Fälle geben, wo sie nützlich, ja unvermeidlich sind: wenn die Krankheit sehr verwickelt und hartnäckig ist, und der Arzt ungewiß zu werden anfängt; wenn der Kranke wankend wird, und das Zutrauen verliert; wenn große Verantwortlichkeit mit der Kur verbunden ist, oder wenn das Herz dabei sehr interessirt ist, wobei man sich nicht trauen darf.

Soll nun aber eine Consultation wahren Nutzen für den Kranken bringen, so muß sie folgende Eigenschaften haben:

Sie sey nicht zahlreich; zwei, höchstens drei Aerzte sind hinreichend; sie werde aus solchen Aerzten zusammengesetzt, die nicht entschiedene Feinde sind, die nicht starrsinnig, nicht Partisans einer Secte a priori, sondern durch reife Erfahrung gebildet sind, und die das Talent haben zu verstehen, und in die Gedanken anderer einzugehen.

Sie beschäftige sich hauptsächlich mit der Diagnostik, der Bestimmung der Ursachen und des Charakters der Krankheit, und dann mit Festsetzung des Heilplans. Die Ausführung und Leitung der Kur muß aber durchaus nicht einer Commission, sondern nur einem, dem ordinirenden Arzte, überlassen bleiben.

Der höchste Grundsatz für jeden consultirenden Arzt muß aber immer bleiben, nichts als das Wohl des Kranken vor Augen zu haben, und seine Individualität in der Vereinigung mehrerer Kräfte zu diesem gemeinschaftlichen Zwecke ganz aufgehen zu lassen. Wären die Aerzte bei Consultationen nur von diesem einfachen Gefühle recht lebendig durchdrungen, so würde es nie Zänkereien, skandalöse Auftritte, und Mißverständnisse geben, und die Consultationen würden immer eine Wohlthat für den Kranken seyn, statt das die Aerzte oft bloß deswegen zusammen zu kommen scheinen, um sich gegenseitig geltend zu machen, den gewöhnlichen Arzt und sein Verfahren in ein zweideutiges Licht zu stellen, und, anstatt sich einander zu assimiliren, hartnäckig ihre Meinung durchzusetzen. — Das erste muß also seyn, daß der Kranke nie ein Zeuge der Consultation sey, sondern erst nach geendigten Unterhandlungen das gemeinschaftliche Resultat, so weit er es wissen darf, erfahre. Es würde im höchsten Grade unedel, und zugleich grausam gegen den Kranken seyn, wenn der zu Rathe gezogene Arzt sich gegen ihn merken ließe, daß er das bisherige Verfahren für fehlerhaft halte. — Bei der Verhandlung setze jeder seine Meinung bescheiden und gründlich auseinander, und, sind die Meinungen verschieden, so suche man sich gegenseitig zu verständigen, ohne Eigensinn und Rechthaberei sich deutlicher zu machen, und in den Ideengang des andern einzugehen, um sich entweder demselben anzuschließen, oder im entgegengesetzten Falle ihn desto überzeugender nach seiner eigenen Ansicht umzustimmen. Denn oft liegt, besonders jetzt, die Ursache des ganzen Zwistes bloß in der verschiedenen Ansicht und Sprache, und man braucht nur seine Meinung in die Sprache des andern zu übersetzen, um alle Differenz aufzuheben. — Hat dieser aber eine Lieblingsidee, oder ein Lieblingsmittel, so gebe man ihn gerne darin nach, wenn nichts nachtheiliges für den Kranken darin liegt; desto mehr wird man beweisen, daß man nicht durch Eigensinn geleitet werde, und desto mehr Willfährigkeit wird man in der Hauptsache erwarten können. — Sollte aber der Fall eintreten, daß durchaus keine Vereinigung der Meinungen und des Kurplans möglich wäre, dann bleibt kein anderer Ausweg übrig als die Entscheidung des Kranken. Dieser muß sich erklären, zu welchem Arzte er das meiste Zutrauen habe, und dessen Heilplan muß befolgt werden.

Nichts ist übler, als die Gewohnheit mancher Kranken, außer dem gewöhnlichen noch andere Aerzte ins Geheim zu consultiren, und nichts tadelnswerther, als die Gewohnheit mancher Aerzte, solchen Zumuthungen nachzugeben, ja sie oft dazu zu benutzen, Mißtrauen gegen den gewöhnlichen Arzt zu erregen, und sich Eingang zu verschaffen. — Kein rechtlicher Arzt kann so handeln; er wird solche Anfragen abweisen, und ihren Urhebern das Indiscrete ihrer Zumuthung und die Unmöglichkeit fühlbar machen, ohne Zuziehung des gewöhnlichen Arztes, und ohne Kenntniß seines Plans, urtheilen und rathen zu können. Er glaube ja nicht, daß es gleichgültig sey, im Allgemeinen seine Meinung über die Krankheit und die Kur hinzuwerfen. Es können dadurch, auch ohne die mindeste böse Absicht, Zweifel und Mißtrauen in der Seele des Kranken, Schwierigkeiten und unangenehme Verhältnisse für den ordinirenden Arzt, entstehen. Sollte er aber einsehen, daß der Kranke falsch behandelt würde, so tritt freilich der höchste Zweck der Heilkunst, Rettung des Kranken, ein, dem alle politischen und collegialischen Rücksichten nachstehen müssen. Dieser muß erfüllt werden, und ist also dringende Lebensgefahr vorhanden, so muß er ohne weitere Rücksprache sogleich thun, was ihm sein Gewissen und Pflicht rathen. Dies kann kein Arzt. wenn er billig denkt, übel nehmen. — Ist hingegen der Fall nicht dringend, so muß er entweder eine Consultation vorschlagen, oder, wenn dies der Kranke aus besondern Ursachen durchaus nicht will, so muß er, ohne dem Krenken das mindeste merken zu lassen, ins Geheim dem Arzt seine Meinung über eine bessere Behandlung mittheilen. So kann er die Pflichten gegen den Kranken und gegen den Collegen vereinigen, und jenem helfen ohne diesem zu schaden. — Hat aber der Kranke das Zutrauen zu seinem Arzte ganz verloren, und ist entschlossen, sich allein der Sorge eines andern zu überlassen, so kann und darf es dieser eben so wenig versagen, als jener es übel aufnehmen, da das Zutrauen der Menschen frei und achtungswerth ist. Nur handele man dabei von allen Seiten offen, schonend, und wie es gebildeten und gesitteten Menschen geziemt.

Geht ein Kranker von einem Arzte zum andern über, so ist es sehr gewöhnlich, daß er, eben um diesen Schritt zu entschuldigen, dem vorigen recht viel Böses, mit Recht oder Unrecht, nachsagt, und leider bringt es die Politik gemeiner Aerzte mit sich, dem beizupflichte und das bisherige Verfahren sehr tadelhaft z. finden. Aber nicht so der rechtschaffene Arzt. Er fühlt, daß ein solches Betragen unedel gegen seine Kollegen, und selbst grausam gegen den Kranken wäre, dem es nothwendig doppelten Kummer machen muß, wenn er überzeugt wird, nicht allein Zeit und Mühe verloren, sondern auch wohl seine Krankheit noch verschlimmert und unheilbar gemacht zu haben. Es ist unbegreiflich, wie es einem fühlenden Menschen möglich ist, einem Leidenden durch solche Erklärungen oft noch die letzten Tage des Lebens zu verbittern. Auch hier wird er also, wenigstens aus Liebe zum Kranken, wenn nicht aus collegialischer Humanität, das bisherige Verfahren des Arztes gut heißen, die Zweifel des Kranken darüber beruhigen, und den mangelnden Succeß auf Rechnung anderer Ursachen zu schreiben suchen.

www.ingramcontent.com/pod-product-compliance
Lightning Source LLC
La Vergne TN
LVHW092105300926
849161LV00002B/38